DU TRAITEMENT

DE

L'ULCÈRE CHRONIQUE SIMPLE DE L'ESTOMAC

PAR

Le Dr BONNEMAISON

Dᴀɴs un mémoire présenté, en 1856, à l'Académie des Sciences, un habile praticien et très-savant auteur, M. Cruveillier, écrivait : « Qu'il me soit permis de dire que c'est en 1830, que l'ulcère chronique simple de l'estomac a été, pour la première fois, décrit comme une maladie spéciale et définitivement séparée du cancer de l'estomac avec lequel il avait été confondu jusqu'alors. » L'éminent professeur avait sans doute oublié, qu'en 1824, Abercrombie avait publié un travail fort intéressant sur l'inflammation et l'ulcération de l'estomac. Le médecin anglais avait fort bien décrit cette maladie et l'avait parfaitement différenciée de l'affection carcinomateuse. Il avait même établi que « l'ulcération simple de l'estomac est susceptible de la même terminaison » que celles du canal intestinal, lesquelles cicatrisent très-bien quand elles ne sont pas compliquées de tubercules ou d'épaississement de la muqueuse. La lecture des observations consignées dans le mémoire d'Abercrombie, prouve avec toute évidence que j'ai raison de vouloir

restituer à cet illustre médecin anglais la justice , qu'on avait
involontairement , sans doute, négligé de lui rendre (1). Il n'en
reste pas moins à M. Cruveillier l'honneur d'avoir fixé définitivement l'existence nosologique distincte de l'ulcère stomacal,
dont il a fait une étude si complète, qu'elle est , malgré de
nombreux travaux plus récents , demeurée classique (2).

A l'inverse d'autres maladies qui attendent longtemps un traitement rationnel et vraiment efficace, l'ulcère de l'estomac, dont
la cicatrisation naturelle semblait la terminaison la plus ordi-
naire , se trouva de suite heureusement doté d'une médication
à peu près certaine et dont les résultats sont regardés encore
aujourd'hui comme incontestables.

Mais si l'ulcère chronique simple de l'estomac tend essentiel-
lement à la guérison, d'après M. Cruveillier ; si d'après Brinton (3)
la guérison s'opère sans traitement dans un cinquième des cas;
si , enfin , d'après l'expérience personnelle du savant professeur
Grisolles (4) « il guérit toujours » , il est vrai de dire qu'une
assertion aussi consolante n'est pas admise par la généralité des
médecins. Rokitansky , en 1840 (5), établissait que dans cette
maladie , terminée souvent par la mort, « il existait pourtant des
cas nombreux de guérison. » Le docteur Cathcart Lees (6) écrivait que le mode de terminaison le plus fréquent , particulièrement chez les jeunes femmes , est la péritonite par perforation,
le plus constamment mortelle; que la seconde terminaison est
l'hémorrhagie , plus ou moins rapidement funeste , et la troi-
sième, l'épuisement et l'amaigrissement graduels qui entraînent
la mort. Le même auteur ajoutait cependant que l'ulcère peut
se cicatriser , et le malade guérir , soit d'une manière momen-
tanée , soit d'une manière définitive. D'après le docteur

(1) *Edimburg Medical and Surgical journal* (1824), et *Archives de médecine*
(année 1824).

(2) *Atlas d'Anato-Pathol.* (10me et 20me livraisons). *Revue médicale* (1838) , et
Archives de médecine (année 1856).

(3) *British médico-chirurg. review* (1856).

(4) Grisolles, *Eléments de pathologie* (9me édition).

(5) *Archives de médecine* (1840).

(6) Dublin quartely, *journal of medic.*, 1850, et *Archives de médecine*, 1851.

Bayard (1), si la maladie est grave par elle-même, elle n'est pas au-dessus des ressources de l'art. Enfin, pour M. Guipon de Laon (2), l'ulcère simple « n'est pas moins redoutable » que le cancer de l'estomac.

Comme on peut le voir par les citations précédentes, les médecins les plus autorisés ne sont pas tout-à-fait d'accord sur le pronostic de la maladie qui nous occupe. Si l'on suivait l'opinion de ceux qui, à l'exemple de M. Grisolles, déclarent que l'ulcère simple de l'estomac guérit toujours, on serait peu tenté de chercher de nouvelles médications en dehors du traitement si bien établi par M. Cruveilhier. Malheureusement le nombre des cas qui offrent une terminaison funeste et où la mort arrive par suite de perforation, d'hémorrhagie ou d'épuisement, n'a pas permis aux médecins de s'en tenir à la médication primitive, toujours utile, il est vrai, mais parfois aussi bien insuffisante. Abercrombie, Rokitanski, Cathcart Lees, MM. Jeannel (3), Frazer (4), Guipon, Trousseau (5), citent de trop nombreux exemples de morts inattendues, foudroyantes même, pour qu'on néglige un seul instant de rechercher pour une maladie si grave et si insidieuse, tous les moyens capables d'en triompher. Il faut d'ailleurs qu'on soit bien persuadé que l'ulcère stomacal est plus fréquent qu'on ne le croit, puisque, d'après Brinton, cette affection se rencontre en moyenne cinq fois sur cent autopsies, trois fois sur cent à Edimbourg, d'après Bennet (6). Un pareil motif suffit, je crois, pour que l'attention du praticien soit tenue en éveil quand il s'agit d'affections chroniques de l'estomac, et l'on comprend très-bien qu'avec les puissantes ressources que présente la thérapeutique dans l'ulcère de l'estomac, le médecin ne doit pas perdre courage et doit au contraire insister sur des médications d'autant plus persévérantes que la maladie elle-même est très-sujette à récidive, et que cette récidive se

(1) *Traité des maladies de l'estomac*, 1862.
(2) *Traité de la Dyspepsie*, 1864.
(3) Jeannel, *Journal de Médecine de Bordeaux*, 1857.
(4) Frazer, Dublin, *hospital gazette*, 1861.
(5) Trousseau, *Clinique médicale*, 2me vol., 1862.
(6) Bennet, *Clinical Lectures, Edimburg*, 1858.

termine souvent, et d'une manière inattendue, par un accident mortel. J'insiste sur ce fait bien démontré par les auteurs qui ont écrit sur la matière, afin qu'on ne se laisse pas désespérer par une insuffisance temporaire de la médication ou par l'existence de symptômes de mauvais augure qui font involontairement, dans trop de circonstances, penser au cancer, la plus incurable des maladies.

Entre 17 et 60 ans, dans le sexe masculin comme dans le féminin, dans tous les climats et dans tous les pays, surtout en Allemagne, on retrouve l'ulcère chronique simple de l'estomac. D'après MM. Cruveillier, Brinton et Bennet, les principaux signes qui font reconnaître la maladie, sont : les phénomènes dyspeptiques ; les vomissements alimentaires, bilieux et noirâtres ou couleur de café ; la gastrorrhagie, le mœléna, la douleur, variable dans sa forme et sa durée, ordinairement vive et circonscrite au niveau de l'appendice xyphoïde, où elle s'exaspère par la pression ; cette douleur retentit habituellement dans le dos, au niveau des apophyses épineuses des vertèbres. Je ne parle que pour mémoire de l'amaigrissement progressif, de l'état général des malades qui ressemble beaucoup à celui des cancéreux, de l'hypochondrie concomitante, et enfin de la perforation toujours mortelle quand il n'existe pas des adhérences entre le point ulcéré de l'estomac et l'un des organes qui avoisinent ce dernier.

Si l'hématémèse n'est pas, d'après M. Trousseau, un symptôme « d'une valeur suffisante pour que le médecin doive se prononcer définitivement », il n'en est pas moins vrai que pour la plupart des auteurs, elle donne au diagnostic une quasi-certitude. Il est exact de dire en effet, avec le savant professeur de Paris, que l'hémorrhagie grave, foudroyante même se rencontre parfois en l'absence de toute altération organique de l'estomac. Les exemples n'en sont pas rares, et j'ai observé moi-même plusieurs cas semblables, entr'autres celui d'un vieillard actuellement vivant et jouissant d'une bonne santé qui, bientôt depuis 25 ans, vomit d'énormes quantités de sang pur ou altéré.

Les vomissements eux-mêmes peuvent manquer ou survenir

très-tardivement ; Abercrombie dit même positivement que la maladie peut parcourir toutes ses périodes sans vomissement.

La douleur xyphoïdienne et dorsale, si caractéristique habituellement, peut manquer quelquefois ; le professeur Trousseau en cite deux exemples irrécusables. D'autre fois la douleur est peu intense et ne s'exaspère pas par la pression, comme on le voit dans deux observations de la clinique médicale de Graves (1).

Donc, si chacun des signes précédents ne suffit pas, isolé, pour établir la diagnose certaine de l'ulcère simple, il n'en est pas moins vrai que leur réunion dénote suffisamment l'existence de la maladie. Ajoutons ici que l'absence de toute espèce de tumeur au niveau du cardia suffit pour éloigner dans ce cas l'idée d'un cancer.

Si maintenant je voulais écrire un travail complet sur la matière, j'aurais à faire l'analyse des symptômes précédents, à établir avec Lees, André Duval (2), Cruveillier et Trousseau, l'ordre de succession, le degré d'importance relative de chacun d'eux ; je rechercherais aussi les rapports qui existent entre l'ulcération de l'estomac et les maladies aiguës graves, la fièvre typhoïde, par exemple (3). Je chercherais encore à vérifier l'opinion d'un grand maître, le professeur Andral, qui, dans sa clinique médicale (4), déclare très-sujettes à cette maladie les femmes récemment accouchées et les personnes qui ont subi de graves opérations. Enfin, pour ce qui concerne l'anatomie pathologique, j'aurais à reproduire particulièrement l'intéressant travail de M. Cruveillier et les recherches plus récentes du docteur Luton de Reims, insérées dans les bulletins de la Société médicale d'observation (5). Je rappellerai seulement ici que le siége habituel de l'ulcère chronique se trouve dans la moitié pylorique de l'estomac, et que généralement il est unique.

Mais mon dessein est plus modeste, et pour ne pas répéter

(1) Graves, *Leçons de clinique médicale*, édit. Jaccond, 1862 (2me vol).
(2) Duval. *Thèse de Médecine*, 1852.
(3) Louis. *Traité de la fièvre typhoïde.*
(4) Andral. *Clinique médicale*, 4me édition.
(5) *Recueil de la Société médicale d'observation*, 1858.

d'ailleurs ce qui a été bien décrit dans les mémoires et les traités classiques, j'arrive au traitement de l'ulcère chronique simple. Dès 1824, Abercrombie, parlant de la thérapeutique de cette maladie, écrivait que le *mercure* en petite quantité paraît quelquefois utile, que d'autres fois l'eau *de chaux* et *l'oxyde de bismuth*, mais surtout le *sulfate de fer* avaient procuré des guérisons. Il cite même une remarquable observation dans laquelle, après un peu de soulagement temporaire par l'eau de chaux, on ne parvint à guérir cette affection rebelle que par l'usage du sulfate de fer. Trois fois par jour, on administrait deux grains de cette substance mêlée avec un peu de poudre aromatique, et on donnait en même temps une petite quantité d'aloès pour régulariser les selles. Après un fait aussi concluant, il y a de quoi s'étonner si Graves trouvait étrange que dans une observation d'ulcère mortel qu'il rapporte, « le sulfate de fer pût être toléré. »

Si le docteur Abercrombie avait parfaitement reconnu dans cette affection l'importance d'un régime doux et sobre, il n'avait pas, comme le fit plus tard M. Cruveilhier, établi « que le régime alimentaire est tout dans le traitement de l'ulcère simple de l'estomac, comme d'ailleurs dans toutes les autres maladies de cet organe. » Le savant Professeur de Paris a formulé ce régime avec la sûreté de jugement et le tact consommé d'un praticien riche d'expérience. « Le point important, dit-il, c'est de trouver un aliment qui soit bien-supporté par l'estomac et qui passe inaperçu ; et sous ce rapport, l'instinct du malade est un guide plus sûr que tous les préceptes de l'art... . Le régime lacté, voilà le grand moyen de guérison de l'ulcère simple de l'estomac, le seul aliment dont cet organe puisse en général supporter la présence sans se révolter, le seul topique qui lui convienne, et quelquefois le lait, lorsqu'il est bien toléré, réussit comme par enchantement. Dès le premier jour de son emploi comme aliment exclusif, l'angoisse épigastrique diminue ; les jours suivants, elle disparaît complétement ; un sentiment de bien-être inexprimable la remplace et les forces reviennent à vue d'œil. » M. Cruveilhier insiste longtemps sur ce régime lacté, augmentant progressivement la quantité de lait, auquel

il ajoute bientôt quelques fécules, et particulièrement du riz ;
mais bientôt l'estomac ne supporte plus volontiers le lait ; on
adjoint alors au régime lacté un repas de poulet, puis progressivement on arrive aux viandes de bœuf et de mouton. « Je ne
connais rien, ajoute M. Cruveillier, de plus diffile à diriger que
ce régime, relativement à la qualité et à la quantité des aliments, à leur température, à leur préparation et au nombre
des repas. » Ici c'est encore l'instinct des malades, leur *sens
gastrique* qu'il faut consulter.

Quant aux médicaments proprement dits, M. Cruveillier les
regarde comme très-secondaires dans le traitement de l'ulcère
simple dans l'estomac. Les amers et les ferrugineux lui paraissent formellement contr'indiqués, l'opium ne réussit que contre
l'élément douleur, et encore souvent provoque-t-il le vomissement. L'eau gazeuze, la glace, le bicarbonate de soude à faible
dose, l'eau de chaux, la poudre d'yeux d'écrevisses, et surtout
le phosphate de chaux finement pulvérisé, ont donné de bons
résultats. Quant aux dérivatifs et révulsifs appliqués sur l'épi-
gastre, ils sont généralement utiles. — L'auteur n'a eu qu'à se
louer de l'usage des bains gélatineux et alcalins, des ablutions
fraîches et parfois aussi très-chaudes sur tout le corps, des bains
frais ordinaires et des frictions stimulantes générales. Il recommande enfin très-expressément d'être avare de purgatifs et de
vomitifs durant la maladie et même longtemps après la guérison.

Cette thérapeutique, formulée de main de maître, a été
acceptée par tous les médecins qui se sont occupés de la maladie.
Rokitanski, C. Lees, André Duval, Schmidt (1), Brinton, Bennet, Valleix, Grisolles, Trousseau, etc., tous, maîtres ou disci-
ples, ont adopté cette médication consacrée par l'expérience.
Seulement tous les praticiens n'ont pas suivi l'exemple de M. Cruveillier, qui regarde comme très-secondaire l'usage des remèdes
proprement dits. Ainsi, dans un mémoire adressé à l'Académie
des Sciences, par le docteur Luca, de Naples, l'auteur déclare
que « l'eau de chaux, si elle n'est pas l'unique et exclusif

---

(1) Schmidt, *de therapia ulceris ventriculi*, 1858.

remède contre l'ulcère de l'estomac, en est encore jusqu'à présent le meilleur que l'on connaisse (1).

Abercrombie, comme nous l'avons vu, recommande particulièrement le sulfate de fer.

Schützenberger (2), et le docteur Gros (3), ont obtenu d'excellents résultats du *nitrate d'argent*, à l'intérieur, à la dose journalière de 3 à 10 centigrammes en pilules. Le docteur Bayard conseille le même traitement que ci-dessus ; il y ajoute seulement, pour combattre la tendance à la diarrhée, un gramme de bismuth en deux ou trois fois dans la journée. Il va sans dire que le régime lacté constitue, comme toujours, la base du traitement.

Le docteur Wade, de Birmingham, qui est aussi un praticien bien convaincu de l'emploi du lait « qui suffit parfois à lui seul pour obtenir une guérison complète, » joint ordinairement à ce régime l'usage du nitrate d'argent combiné avec l'opium et la belladone. Il donne trois fois par jour des pilules renfermant 1/3 de grain de nitrate et d'opium, et 1/8 de grain d'extrait de belladone. Pour combattre la constipation, il donne quelquefois de petites doses d'huile de ricin ou de coloquinte et de jusquiame, et enfin durant la convalescence il fait prendre aux malades de faibles quantités de citrate de fer (4).

Dans un cas très-grave d'ulcère de l'estomac dont le diagnostic n'est point douteux, le docteur Cazin, de Boulogne, obtint la guérison par l'usage de l'extrait de *laitue vireuse*. Le lait et l'eau sucrée froide, par petites cuillerées, étaient seuls supportés ; l'opium et le sirop de codéine augmentaient constamment les douleurs et les vomissements. Cet habile praticien administra d'abord 10 centigrammes d'extrait de laitue dans un peu d'eau sucrée ; progressivement, il arriva en six jours à la dose de 1 gramme 25 centigrammes, à prendre en deux fois dans la journée. L'amélioration survint presque immédiatement ; après

(1) *Gazette hebdomadaire de Médecine*, 1860.

(2) *Gazette médicale de Strasbourg*, 1856.

(3) *Union médicale*, Paris, 1857.

(4) *Gazette hebdomadaire*, Paris, 1860.

un mois, la dose d'extrait, graduellement augmentée, était de
10 grammes, et de 15 grammes après 45 jours. Les fonctions
de l'estomac se rétablirent, les forces revinrent assez rapidement et la guérison fut complète dans l'espace de trois mois
environ (1).

Voici maintenant ce que professe M. Trousseau, sur la médication de l'ulcère chronique. Pour lui, les *alcalins* tiennent la
première place. L'eau de chaux, l'eau magnésienne, les eaux
naturelles de Vichy, de Selters, de Pougues et de Carlsbad,
données à petites doses, sont les médicaments qu'il emploie de
préférence. Il fait usage en même temps du *sous-nitrate de bismuth*, à hautes doses, de l'*azotate d'argent*, et du *sulfate de zinc*,
à la dose de 5 à 10 centigrammes par jour ; ces diverses substances agissent topiquement et d'une manière substitutive sur
les surfaces malades. L'opium à petites doses et au moment des
repas pour apaiser la douleur, le ratanhia, l'acide sulfurique,
la glace pour combattre les hémorragies, et plus tard, quand les
hématémèses et les douleurs se sont calmées, les amers (décoc-
tion de quinquina, infusion de Quassia ou de Colombo), parfois
aussi quelques substances à la fois amères et un peu purgatives
comme la rhubarbe, et enfin les ferrugineux, tels sont les moyens
employés par le savant clinicien de l'Hôtel-Dieu de Paris. Mais
pour lui comme pour M. Cruveillier, le point capital du traitement, c'est le régime « qui, loin d'être exclusif, doit être appro-
prié aux aptitudes particulières de l'estomac du malade. Je ne
saurais assez répéter, ajoute l'auteur, que l'estomac aime la
variété, et que, contrairement à ce que je vois prescrire par la
plupart de nos confrères, j'exige que mes malades changent
plusieurs fois de mets dans le même repas.

Je n'ai pas besoin d'ajouter, pour ne rien omettre, que le
traitement de la péritonite par perforation, généralement au-
dessus des ressources de l'art, n'offre rien de particulier dans la
maladie qui nous occupe.

Comme on a pu le voir dans ce qui précède, et comme j'ai pu
le constater dans mes recherches bibliographiques, dont je ne

(1) *Bulletin thérapeutique*, Paris, 1858.

veux pas entretenir le lecteur, le sel de bismuth n'a jamais, dans l'ulcère de l'estomac, été employé que d'une façon secondaire et à petites doses. Un seul praticien, M. Trousseau, conseille l'usage du bismuth à doses élevées; mais il ne cite aucune observation à cet égard. Dans son *Traité de thérapeutique*, le savant clinicien, qui attribue à tort, comme on le verra plus tard, à Bretonneau, l'honneur de la réhabilitation du bismuth dans le traitement de certaines maladies, se contente de dire que les affections de l'estomac sont heureusement modifiées par ce remède, surtout dans les cas de digestions laborieuses avec tendance à la diarrhée; il indique en outre son utilité particulière dans la gastrite subaiguë, dans la gastrite chronique, dans la gastralgie avec irritation de la muqueuse et dans les vomissements liés à la dentition et au muguet chez les enfants (1).

Odier, de Genève (2), qui le premier a fait connaître les propriétés médicales du bismuth, et après lui, Carminati (3), Guersent (4), Clarke (5), Mérat et Délens (6), Daumerie (7), et bon nombre d'auteurs que je ne citerai point, n'ont guère parlé que des propriétés anti-gastralgiques et sédatives du bismuth, et ne l'ont employé que dans les névroses de l'estomac. Thompson, médecin des phthisiques de Londres, reconnut le premier et proclama son efficacité dans la diarrhée qui accompagne la phthisie (8). Employé toujours à doses timides, le bismuth n'a été guère utilisé dans le traitement de l'ulcère chronique. Toutes les fois que les médecins ont eu l'occasion de l'employer dans cette maladie, ils ne l'ont fait qu'avec réserve, et toujours d'une manière accessoire, comme on le voit, par exemple, dans le *Traité des maladies de l'estomac*, par le docteur Bayard.

(1) Trousseau et Pidoux, *Traité de thérapeutique et de matière médicale*, 1858, t. 1er.

(2) *Ancien journal de médec.*, 68e vol., 1786.

(3) Carminati, *Opuscul. thérapeutiq.*, 1788.

(4) Guersent. *Dictionn. des sciences médicales.*

(5) *Journal d'Edimbourg*, t. v.

(6) Mérat et Délens. *Dictionn. de mat. médic. et de thérap.*, 1829.

(7) Daumerie, *Journal de médec. de Bruxelles*, 1847.

(8) Thompson, *Revu médico-chirurg.*, Paris, 1847.

Cependant, un habile clinicien, le professeur Monneret, avait annoncé, dans un Mémoire publié en 1849 (1) « les effets merveilleux » qu'il avait obtenus du sous-nitrate de bismuth. Plus tard (2), le savant praticien rappelait qu'après avoir pendant plusieurs années expérimenté l'usage de ce remède à hautes doses, il avait pu se convaincre et convaincre les élèves et les médecins qui assistaient à ses visites, des effets rapides et sûrs, produits par ce médicament si redouté et pourtant si héroïque. Il prétendait « que les toxicologues et les auteurs de Traités de thérapeutique, qui écrivent sans observer, avaient construit (sur le bismuth) un roman qui ne laisse pas encore que d'en imposer aux véritables praticiens, trop modestes cependant pour oser douter de ce qui est écrit dans les livres qu'on appelle plaisamment classiques. » Sans aucun doute, M. Monneret parlait ici avec une amertume peu déguisée du Traité de toxicologie d'Orfila, qui avait trop insisté sur les qualités toxiques imaginaires du bismuth, et du Traité de matière médicale de Trousseau et Pidoux, qui avaient rendu trop exclusivement à Bretonneau l'honneur d'une réhabilitation thérapeutique que le professeur Monneret pouvait hautement réclamer pour la plus grande part.

Mais comme je ne veux pas ici faire l'histoire du sous-nitrate de bismuth dans ses applications diverses, internes et externes, je dirai seulement que M. Monneret « ne craignait pas de déclarer qu'on peut faire prendre des quantités énormes de ce remède, sans causer d'autres inconvénients qu'une constipation opiniâtre. » Il ajoutait qu'une expérience déjà bien longue lui permettait d'établir qu'on doit débuter par 10 à 20 grammes de bismuth par jour, et augmenter très-rapidement jusqu'à la dose de 50, 60 et même 70 grammes par jour. Dans la diarrhée des enfants de un à deux mois, il l'administrait hardiment à la dose de 10 à 20 grammes par jour ; il voulait aussi que le médicament fût donné seul, au moins dans la généralité des cas, en poudre, délayée dans le potage ou dans de l'eau sucrée, ou entourée de

(1) *Gazette médicale*, Paris, 1849.
(2) *Bulletin de thérapeutique*, Paris, 1850 et 1854.

pain à chanter ; en revanche , il proscrivait son administration dans du lait ou des boissons mucilagineuses ; il permettait son usage à jeûn , au commencement comme aussi sur la fin des repas et même au moment du coucher. Il avertissait enfin de la couleur noire que prennent les selles par la transformation dans le gros intestin du sous-nitrate en sulfure de bismuth.

Pour expliquer l'action du remède dans les névroses gastro-intestinales , diarrhées , dyssenteries , colites , ramollissement des muqueuses digestives , M. Monneret écrivait que le sous-nitrate de bismuth « pouvait très-bien n'être qu'un corps inerte, se déposant sur les parties malades , les protégeant contre les irritants de toute espèce , ou un agent chimique se combinant avec les gaz , les matières aqueuses , muqueuses , bilieuses , acides , et mettant , par cela même , les tissus affectés dans les conditions les meilleures pour guérir , comme le font , par exemple , le collodion , et souvent même les corps gras et les enduits imperméables .. Inattaquable par l'estomac , réfractaire aux liqueurs gastriques , le bismuth s'interposait entre l'aliment et la membrane interne , et favorisait le travail digestif en le modérant. » Quoi qu'il en soit « de cette action négative » du sous-nitrate de bismuth , les résultats heureux de son administration semblaient incontestables à M. Monneret ; et ce n'était pas seulement dans les cas de maladies purement névrosiques , mais encore dans les inflammations, ramollissements, *ulcérations des muqueuses intestinales*, que le bismuth , « loin d'être nuisible et d'accroître les phénomènes patholigiques , les atténuait et les modifiait d'une façon heureuse. » Mais ce médicament avait toujours , d'après le savant professeur , une action spéciale , élective en quelque sorte , et plus certaine sur le gros instestin que sur toutes les autres parties du tube digestif ; c'était , si on peut s'exprimer ainsi , un médicament *colique*. Dans un bon nombre de cas , en effet , l'auteur avait pu s'assurer , à l'autopsie , que des *ulcérations rouges*, *taillées à pic et décollées , du gros intestin* et même sur les plaques de Peyer , se cicatrisaient très-bien , lorsque le bismuth avait été suffisamment employé. Cette heureuse influence topique du remède sur les ulcérations et ramollissements dits inflammatoires se démontre d'ailleurs par analogie, puisqu'on peut l'observer sur la muqueuse de la vulve, du vagin, du col de l'utérus, ou sur les ulcérations de la peau.

En présence de cette propriété que possède le bismuth de faire cicatriser les ulcérations intestinales et celles de la peau, n'y a-t-il pas de quoi s'étonner qu'aucun Médecin n'ait songé à l'usage de ce sel à hautes doses, dans l'ulcère simple de l'estomac (1). L'analogie seule devait suffire, et l'autorité du professeur Monneret était, certes, plus que suffisante pour justifier un essai thérapeutique aussi peu compromettant. Le régime lacté suffit habituellement, dira-t-on. Qu'importe, si le bismuth, inoffensif d'ailleurs, peut abréger le traitement et confirmer la guérison. Pour mon compte j'ai obtenu de trop bons résultats de son emploi dans des affections diverses de l'estomac, pour que j'hésite désormais à l'utiliser dans une si grave maladie. On peut encore objecter que le diagnostic de l'ulcère stomacal est généralement fort difficile à justifier, et que bien souvent on croit avoir guéri cette affection, tandis qu'il ne s'agissait que d'une gastralgie ou d'une dispepsie grave. J'admets, à la rigueur, que les signes habituels sont parfois insuffisants pendant la vie des malades, et que l'autopsie peut seule, dans bien des cas, révéler sûrement l'existence d'une ulcération du ventricule. A ce compte-là, il sera toujours bien difficile de s'entendre, et on pourra, sans aucun risque, opposer des fins de non-recevoir. Mais il en est souvent de même en médecine, et nous croyons que le doute ou l'incertitude ne doivent jamais arrêter le praticien et lui permettre de s'endormir ou dans une trompeuse sécurité, ou dans la conviction d'une impuissance thérapeutique.

Que le bismuth soit utile dans l'ulcère de l'estomac, à toutes les périodes de la maladie, l'expérience ne saurait le dire en-

(1) Je dois ici faire exception pour M. Trousseau, qui a préconisé l'emploi du bismuth à haute dose dans l'ulcère de l'estomac. Mais il est très-probable que le savant professeur n'a pas entendu parler de doses considérables (les seules utiles d'après M. Monneret), que nous conseillons dans ce travail.

core ; qu'il faille toujours des doses considérables pour réussir, qu'il ne soit profitable qu'après l'emploi longtemps poursuivi du régime lacté, et qu'enfin il doive être donné seul ou combiné avec d'autres substances, narcotiques, calmantes, laxatives, etc., toutes ces conditions n'ont pu encore être étudiées et définies.

Les observations qui pourraient élucider tous ces faits, n'existent pas ; je recherche tous les cas de ce genre qui peuvent être utiles à cette démonstration. Mais les faits ne sont déjà pas si communs, qu'on puisse du premier coup indiquer et prouver. N'y aurait-il d'ailleurs, je le répète, qu'une question d'analogie, qu'une indication légitime et rationelle, il serait toujours profitable d'essayer. En attendant des observations plus nombreuses, je citerai un exemple que je crois intéressant, d'ulcère stomacal guéri par le régime lacté et le sous-nitrate de bismuth.

M X....., d'un tempérament bilieux et d'une constitution sèche, avait toujours, depuis son enfance, éprouvé des douleurs plus ou moins vives au creux de l'estomac. Ces douleurs, qui n'altéraient pas sensiblement les digestions, et qui duraient à peine quelques jours, survenaient par crises irrégulières. Le malade parvenait facilement à les calmer de plusieurs manières, soit en s'étendant à plat ventre, les poings sous le creux de l'estomac, soit par l'application de linges chauds, et enfin, quelquefois, par l'ingestion des aliments ; mais elles ne se dissipaient complétement qu'après avoir fait usage pendant quelques jours de tisanes émollientes de mauves ou de graine de lin.

En 1853, le malade qui était alors âgé de quarante-neuf ans, subit, à Bordeaux, une crise douloureuse si violente, qu'il fut contraint de s'aliter. Des pilules d'aloès, qui furent prescrites, ne firent qu'aggraver la situation. Des vomissements se déclarèrent avec une violence extrême pendant vingt-quatre heures, et furent arrêtés par l'application de sangsues et de cataplasmes laudanisés sur le creux épigastrique. Mais les douleurs d'estomac, surtout après le repas, ne purent être calmées, et forcèrent le malade, qui pourtant conservait un peu d'appétit, à se nourrir de laitage et de poisson. Après cette crise, qui avait duré plusieurs jours, le malade, qui était rentré dans sa famille, fut repris de vomissements qui devaient être désormais le triste cortége de ses douleurs. Ces vomissements n'étaient pas composés d'aliments mal digérés, mais d'un liquide café au lait, grisàtre, d'une acidité extrème. Un jour, durant cette crise, M. X. rendit par le bas un gros caillot de sang qui l'effraya beaucoup.

Au mois de mars 1856 les douleurs recommencèrent, accompagnées de vomissements répétés. Une purgation saline et une application de sangsues ne firent qu'augmenter le mal. Bientôt les douleurs, devenues plus vives, ne se bornèrent plus au creux de l'estomac, mais s'irradièrent vers l'épine dorsale. Pour les calmer, on employa de nombreux vésicatoires volants saupoudrés de morphine (cinq le long de la colonne vertébrale et un sur le creux épigastrique). La douleur rachidienne disparut, mais non celle du creux de l'estomac.

Après cette crise, qui, à l'inverse des précédentes, laissa le malade sans appétit, les digestions ne purent se rétablir ; l'ingestion des aliments solides, de la viande surtout, renouvelait sans cesse les douleurs ; la constipation était extrème. Un régime sévère, composé de tisanes émollientes, de légers potages et de lait fut alors ordonné. Malgré ce traitement, les douleurs revenaient intolérables et à leur suite les vomissements café au lait.

Vers le milieu du mois d'avril, le malade, qui n'avait pas encore quitté sa chambre, fut pris subitement d'une bronchite violente avec frissons et fièvre. Les vomissements reparurent alors avec une nouvelle intensité, et provoquèrent une faiblesse considérable, mais les douleurs diminuèrent un peu. Quelques légères prises de bouillon et du laitage furent seuls prescrits. La constipation, qui avait reparu, fut suivie, après quelques jours, d'une évacuation spontanée, par le bas, de matières noirâtres. Cette selle produisit une faiblesse plus grande et fut accompagnée, dans la nuit, de deux syncopes. On dut supprimer le bouillon pour donner exclusivement du lait.

Malgré la faiblese et l'amaigrissement, qui persistaient, ce régime lacté calma les douleurs et rendit un peu de sommeil. Au lait succéda bientôt la crème, puis la bouillie de fécule et la farine de maïs délayée dans du lait. Le malade prit enfin quelque nourriture solide.

Pendant l'été, M. X., qui se trouvait assez bien, fit un voyage, pendant lequel il contracta une fièvre intermittente que le sulfate de quinine, assez bien toléré par l'estomac, fit disparaître. — La fin de 1856 et l'année 1857 permirent au malade de vaquer à ses affaires, et ne furent traversées par aucune crise sérieuse du côté de l'estomac.

Mais au printemps de 1858 les digestions pénibles revinrent, suivies parfois de vomissements provoqués surtout par les aliments. M. X. eut le courage de supprimer toute nourriture solide et se mit exclusivement au lait, dont il prit, dès ce moment, environ deux litres par jour. — Un succès rapide suivit cette résolution.

Le malade arriva ainsi au commencement de 1860 ; il était bien, mais ne pouvait, sous peine de digestions très-pénibles, de régurgitations et de vomissements acides, parfois très-abondants, prendre un potage ou même un bouillon. Ces vomissements, qui étaient comme autrefois grisâtres, couleur de café, devinrent moins fréquents par l'usage répété de petites doses purgatives de magnésie. C'est alors (mai 1860) que le sous-nitrate de bismuth fut administré à haute dose successivement accrue. On donna d'abord une cueillerée à café tous les jours, et progressivement on arriva à la cueiller à soupe. « Il semblait dit le malade que je renaissais à la vie. » Le bouillon d'abord, puis le potage, le pain, la viande furent successivement tolérés, Bientôt M. X. se trouva prendre, chaque jour, deux cuillerées à soupe de bismuth, c'est-à-dire, 70 à 80 grammes.

Dès ce moment, l'estomac ne pouvait accomplir ses fonctions sans l'aide de ce remède, qui devint si indispensable, que M. X. fut inquiété de se voir contraint à l'usage continu de ce médicament. Toutefois, les doses de bismuth furent graduellement diminuées, et le médicament fut définitivement supprimé au mois de novembre 1860.

Depuis cette époque, c'est-à-dire depuis cinq ans, le malade est guéri ; il mange et boit de tout, mais avec modération ; son teint a repris les couleurs de la santé et son embonpoint est revenu.

Cette observation présente, selon moi, la plupart des signes ordinaires de l'ulcère de l'estomac ; le diagnostic ne saurait donc être douteux. Mais ici le régime lacté a longtemps été suivi, l'emploi du bismuth n'est venu que tard, terminer et raffermir une guérison déjà bien avancée. Nul doute, à mon avis, que ce médicament administré plus tôt, n'eût de beaucoup abrégé les souffrances du malade. Toujours est-il qu'à moins d'une exigence nullement justifiée, on ne saurait refuser au sel de bismuth une part considérable dans le succès obtenu. Toujours est-il encore que des doses énormes ont pu être tolérées sans inconvénient, ce qui confirme pleinement, dans ce cas du moins, les idées de M. Monneret, que nous avons reproduites dans le cours de cette Revue thérapeutique.

En citant une seule observation, insuffisante évidemment pour entraîner la conviction, nous ne prétendons pas faire du bismuth une sorte de spécifique, un agent toujours utile dans l'ulcère de l'estomac. Nous ne prétendons pas non plus (tant s'en faut), qu'il soit toujours rationnel d'imiter une pratique avantageuse, mais exagérée volontairement par un malade pressé d'en finir. Nous croyons seulement qu'il est de saine thérapeutique, comme il est sans danger, d'employer concurremment avec le régime lacté le sel de bismuth à doses progressives jusqu'à 15 ou 20 grammes. Nous conseillons aussi d'unir à ce traitement quelques doses laxatives de magnésie, de rhubarbe ou d'aloès ; l'emploi de topiques irritants (huile de Croton, par exemple), l'application réitérée de vésicatoires volants, me paraissent aussi devoir venir en aide à la médication.

En terminant ce petit travail, je répète que je n'ai voulu qu'attirer l'attention des praticiens sur l'utilité à peu près certaine, quoique non justifiée encore par de nombreuses observations, du sous-nitrate de bismuth dans l'ulcère simple de l'estomac. Le savant professeur Monneret avait formulé les indications curatives et insisté sur la nécessité de doses considérables du remède : nous n'avons fait que rappeler les enseignements de cet éminent clinicien, et faire appliquer à une maladie grave des indications que l'analogie justifiait et que l'expérience confirmera sans doute.

Toulouse, Impr. Louis & Jean-Matthieu Douladoure.